I0072450

IZk
9.8505

INAUGURATION

DE

L'HOTEL DE VILLE

DE

PACY-SUR-EURE

LE 25 SEPTEMBRE 1892

DISCOURS DU MAIRE

CHRONOLOGIE

DES

ADMINISTRATIONS MUNICIPALES

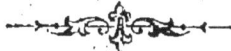

PACY-SUR-EURE

IMPRIMERIE EMILE GRATEAU

17, rue Grande, 17

—

1893

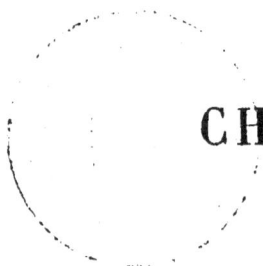

CHRONOLOGIE

DES

ADMINISTRATIONS MUNICIPALES

$\dfrac{LK7}{28505}$

INAUGURATION

DE

L'HOTEL DE VILLE

DE

PACY-SUR-EURE

LE 25 SEPTEMBRE 1892

DISCOURS DU MAIRE

CHRONOLOGIE

DES

ADMINISTRATIONS MUNICIPALES

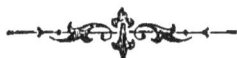

PACY-SUR-EURE

IMPRIMERIE EMILE GRATEAU

17, rue Grande, 17

—

1893

INAUGURATION

DE

L'HOTEL DE VILLE

DE PACY-SUR-EURE

LE 25 SEPTEMBRE 1892

DISCOURS DU MAIRE

MESDAMES, MESSIEURS,

Jeudi dernier, 22 Septembre 1892, sur tous les points du territoire, les citoyens, héritiers reconnaissants de la Révolution, ont fêté officiellement l'anniversaire séculaire de la proclamation de la Première République, la République Française Une et Indivisible.

Aujourd'hui, par une fête plus locale, mais non plus restreinte, nous célébrons l'inauguration du nouvel Hôtel de Ville de Pacy-sur-Eure.

Permettez-moi de voir dans cette solennité municipale qui se produit à trois jours d'intervalle de l'autre, la continuation et le couronnement, pour ainsi dire, de la fête du Centenaire, car le développement des libertés publiques dont notre Hôtel de Ville est pour nous la démonstration la plus manifeste, est intimement associé à l'œuvre de la Révolution.

Ce grand mouvement d'émancipation n'a pas seulement fait de tous les Français des citoyens égaux et libres, il a aussi organisé la vie municipale qui, avant 1789, ne se manifestait avec quelque intensité que dans certains centres. Entre les villes, les bourgs et les villages régnaient autant d'inégalités, et par suite autant d'abus et d'injustices, qu'entre les différentes classes de la Nation. Des franchises communales, établies par d'anciennes chartes ou fondées sur d'antiques coutumes, n'étaient encore que des privilèges arbitrairement distribués. En donnant à toutes les communes les mêmes droits, en proportionnant leurs obligations envers l'État, suivant leur importance, en unifiant le contrôle du pouvoir central, la Révolution a décrété pour toutes le véritable affranchissement.

L'Hôtel de Ville que nous inaugurons n'est pas un monument de l'art architectural. On ne construit pas un Hôtel de Ville monumental avec les modestes crédits dont nous disposions, rien qu'avec nos ressources accrues d'une subvention du Département, sans augmentation des centimes additionnels et même avec une légère diminution sur leur nombre. Nous n'avons à **inscrire sur des plaques de marbre les noms** d'aucuns bienfaiteurs. D'autres villes sont mieux partagées et plus riches. Nous sommes pauvres, mais nous n'en rougissons pas. Nous avons même quelque fierté de ne devoir rien qu'à nous-mêmes et à nos propres forces; c'est des vôtres que je parle, mes chers concitoyens, l'Hôtel de Ville dont nous prenons possession en votre nom est le résultat de vos forces contributives.

Cette prise de possession consiste d'ailleurs seulement à vous en ouvrir les portes et à vous y admettre comme visiteurs.

Pendant toute la période des travaux, la présence des ouvriers ne vous permettait pas de satisfaire votre curiosité impatiente mais légitime. On vous priait de sortir. Aujourd'hui nous vous prions d'entrer. Nous vous disons de voir et d'examiner, en vous demandant de nous faire part ensuite de vos remarques et de vos observations qui peuvent avoir leur intérêt et leur utilité.

Car, cette prise de possession n'est pas et ne peut pas être une réception définitive ni même provisoire des travaux. Il ne s'agit de rien de pareil et M. l'architecte aura encore à exercer le zèle, l'activité et la vigilance dont il nous a donné tant de preuves. Vous venez, nous venons ensemble, approuver ou critiquer, s'il y a lieu, et sous toutes réserves.

Si le grand art n'a rien à voir dans la construction, c'est du moins un édifice que nous croyons solide, puisque les fondations, sur le terrain tant de fois fouillé de l'ancien cimetière, ont été descendues jusqu'à l'étage de l'argile compacte. La nécropole s'est transformée en foyer vital. Ainsi, la vie naît de la mort même puisque tout en définitive n'est qu'évolution et incessante rénovation. Notre édifice communal, se dressant sur la place publique où il domine les maisons voisines, se distingue des habitations particulières par sa situation et par son aspect extérieur qui n'est pas, d'ailleurs, sans caractère et sans cachet.

A l'intérieur ses vastes salles, ses aménagements comparativement spacieux répondent d'une manière satisfaisante aux besoins grandissants d'une mairie moderne de petit chef-lieu de canton. En un mot, c'est l'Hôtel de Ville, modeste et sans prétentions, mais construit pour sa destination et pour suffire aux nécessités du service.

Nos plus anciens prédécesseurs dans l'administration municipale, les vieux échevins d'avant 1789, n'avaient pas besoin de si grands locaux parce que leurs attributions étaient beaucoup plus restreintes. Les registres des baptêmes, mariages et sépultures se trouvaient à l'église où ils étaient tenus, plus ou moins irrégulièrement, par le curé; l'état civil n'était alors que l'état religieux des fidèles de la paroisse. Le cimetière n'était aussi qu'une annexe de l'église, dont le curé avait toute la direction. Les livres terriers, première ébauche du cadastre, étaient la propriété des seigneurs féodaux qui s'en servaient presque toujours pour étendre leurs droits contre la communauté. La police s'exerçait par les officiers de la justice seigneuriale ou royale, le bailli, le vicomte, le maître des eaux et forêts, autour desquels gravitait comme huissiers et sergents de la maréchaussée, toute une véritable armée de satellites. Le domaine avait dans sa main la rivière, la pêche, la ceinture de la ville, les halles, les marchés et tous les droits qui n'avaient ni maîtres ni seigneurs.

Que restait-il donc aux habitants, bourgeois et manants, pour l'exercice de leurs droits? A peu près rien. Les attributions de leurs représentants étaient donc fort limitées, et ces représentants des intérêts de la communauté avaient bien peu qualité pour parler en son nom, car en bien des endroits ils ne comptaient qu'un man_dataire électif, le syndic.

A la fin du XVIIe siècle, un office de maire avait été créé à Pacy, mais en ce temps de vénalité des offices, le maire perpétuel de ville, c'était son titre, assisté d'un lieutenant de ville, avait acheté sa charge à beaux deniers comptants. Il l'exploitait donc comme un bien qui doit produire, comme une ferme qui doit rapporter. — Cette organisation ne dura pas. L'ancien régime n'était pas ce régime fixe, immuable et bien

ordonné que ses panégyristes nous dépeignent
et que nos propres variations nous disposent
à voir en lui; les incessants besoins d'argent de
l'État y amenaient sans cesse des modifications
et des renouvellements méritant le nom de
perturbations. Une seule chose y était perma-
nente : l'oppression de la masse au profit des
classes privilégiées.

Chez nous, et dans les années qui précédèrent
la Révolution, l'administration municipale, sans
attributions bien définies et bien nettes, était
représentée par les officiers de l'Hôtel de Ville,
formant le corps de ville composé du premier
échevin ou maire, du second échevin ou receveur-payeur, de trois conseillers, du secrétaire-
greffier-garde des archives et du syndic des
habitants, ce dernier seul paraissant être nommé
à l'élection. A ce corps de ville on laissait et on
abandonnait toutes les besognes ingrates. Il
avait pour attributions principales de convoquer
les bourgeois et habitants pour la nomination
des collecteurs de la taille et de la corvée et
pour la répartition des charges arbitrairement
imposées par l'autorité supérieure. En dehors
de cela, aucun droit d'initiative, mais non pas
aucune responsabilité. Les collecteurs étaient
responsables, sur leurs biens personnels, du
recouvrement des impôts et de toutes les taxes.
C'était la vie municipale réduite à sa forme la
plus embryonnaire.

Pour une administration si élémentaire, il n'était point besoin d'un édifice spécial. Fallait-il réunir les habitants pour une nomination de syndic ou de collecteur, qui se faisait à haute voix, sous la pression des hauts personnages présents et sans la garantie du secret du vote ? On s'assemblait au son de la cloche, dans l'église de l'hôpital et l'on y prenait les délibérations dictées par les auteurs de la convocation.

Pour les réunions du corps de ville, c'était encore l'hôpital qui fournissait le local sous le nom de chambre de ville. Ne suffisait-il pas, en effet, d'une simple chambre, prêtée pour la circonstance, à une administration municipale aussi dépourvue de moyens d'action et aussi rudimentaire.

Cette chambre de ville, nommée plus tard maison de ville et même encore hôtel de ville, car nous sommes historiquement une vieille cité, se trouvait située dans un bâtiment au-dessus d'un grand cellier. Elle avait une première porte d'entrée de cinq pieds et demi de hauteur sur quatre de largeur, avec neuf volets aux fenêtres et une autre croisée vers la rivière donnant sur le jardin d'un voisin.

Avec cette sommaire description qui nous en reste, c'est au fond d'une cour d'une maison particulière de la rue Grande, vers le n° 18 actuel, qu'on pourra la retrouver, car elle y doit exister encore dans les locaux qui étaient alors l'Hôtel-Dieu de Pacy.

Telle fut la première mairie de Pacy, tel fut son premier Hôtel de Ville bien modeste, n'ayant pour tout mobilier qu'une armoire, une table et quelques chaises, dans une chambre d'emprunt bien humble, à l'ombre de la chapelle de l'hôpital, comme le corps de ville n'était lui-même que l'humble serviteur des redoutables institutions de l'époque : royauté, noblesse et clergé.

Mais bientôt éclatait la Révolution. Avec elle, le peuple reprenait la place qui lui était due; écartant les ordres privilégiés, il passait au premier rang dans la personne de ses mandataires. Il fallait un local plus vaste, plus en vue, plus accessible. L'administration communale devenait prépondérante. Elle transporta son siège dans le local du domaine où se rendait la justice seigneuriale condamnée à disparaître.

Ce deuxième Hôtel de Ville n'était autre que celui que nous quittons pour inaugurer aujourd'hui le troisième. C'est là que pendant un siècle les administrations municipales ont pris leurs délibérations sous des régimes bien divers. L'édifice lui-même, surtout dans ses abords, subissait de grandes modifications successives. Comme toute maison seigneuriale il avait jadis une ceinture de chaînes suspendues à des bornes qui défendaient ses approches pour tenir à distance la multitude. Bornes et chaînes ont disparu, car avec les extensions successives du droit de suffrage jusqu'au suffrage universel, l'ancienne multitude redoutée des gouvernants est devenue la démocratie triomphante qui ne veut ni entraves ni barrières et qui apporte son adhésion, son consentement et ses votes comme une force et un appui à ceux qui, provisoirement, ont le mandat temporaire de l'administrer.

A la même époque, la Halle, tout à côté de la mairie, s'étendait en façade et à l'alignement de la rue Grande.

Entre la Halle et l'Hôtel de Ville on accédait à la salle de la mairie et au secrétariat par un escalier extérieur, couvert d'un toit en tuiles, et qui s'emmarchait droit, aussitôt après la porte du corps de garde. Derrière la Halle, après un espace libre, on trouvait une rangée de petites maisons au-delà desquelles était le mur du cimetière. Le cimetière occupait toute la place où nous sommes. On y accédait par le bout de rue qui vient de la rue de France et à l'extrémité duquel se trouvait la porte d'entrée avec un porche. Ce vieux cimetière, fermé il y a plus d'un demi-siècle, fut ensuite converti en place avec les petites maisons rasées.

L'administration municipale de 1848 y fit transporter la Halle un peu modernisée. Que celui qui fut le président de ce conseil municipal de la deuxième République et qui, chargé d'ans, en reste aujourd'hui le dernier survivant, s'il perçoit dans sa retraite un écho lointain de nos fêtes, n'ait point la pensée de voir en nous les

démolisseurs de son œuvre. Si tous ses projets
eussent été exécutés tels qu'il les avait conçus,
la construction d'un Hôtel de Ville serait réalisée
depuis longtemps et nous n'aurions pas eu à
l'entreprendre. Du moins, ces premiers travaux
dégagèrent utilement la mairie. Un peu plus
tard la vieille montée aux marches étroites fit
place au double escalier qui, à son tour, va
bientôt disparaître avec l'ancien édifice lui-même
et avec son annexe, le bâtiment des pompes
que nous avons vu construire.

D'abord propriété du domaine seigneurial
comme auditoire et prétoire de la justice,
acquise de la famille d'Orléans par la ville, seulement en 1826, cette mairie que nous quittons a
vu passer depuis 1790, aux fonctions municipales, plus de deux cents de nos concitoyens
comme membres des assemblées de la commune, librement élues ou directement nommées
par le pouvoir, suivant les temps et suivant les
constitutions.

Mais, puisque, quels qu'aient été les hommes
de passage aux affaires municipales, cet édifice
a été, en somme, celui où se sont traités nos
intérêts pendant un siècle, saluons-le avant qu'il
disparaisse et avant que son sol soit donné à la
place publique agrandie.

Un édifice plus vaste, mieux aménagé, plus
convenable, plus digne, plus conforme aux
besoins et aux nécessités lui succède.

Il s'appellerait la mairie dans une localité rurale, mais sans être trop ambitieuse, la ville de Pacy-sur-Eure a la prétention que ce soit un Hôtel de Ville. Si nous vivions sous la première République, nous l'appellerions la maison commune. L'usage n'a point prévalu de se servir de ce nom, mais du moins gardons la chose.

C'est l'Hôtel de Ville construit avec les deniers publics, où tous les Citoyens sont chez eux, où ceux qui, temporairement, sont délégués à l'administration municipale, doivent à tous le même accueil, les mêmes égards, la même exactitude dans les renseignements, la même célérité dans l'expédition des affaires. Cette règle de conduite a été celle qu'on a suivie dans l'autre édifice, c'est aussi celle que l'on devra suivre encore ici quand les services y seront définitivement installés.

L'installation de ces services ne comprendra pas seulement les services administratifs, mais encore le service de la justice. Dans la mairie que nous quittons, l'administration communale avait dépossédé l'administration judiciaire. Les deux pouvoirs abrités par le même édifice au fronton duquel se lit leur commune devise : Liberté, Egalité, Fraternité, s'exerceront désormais côte à côte dans cet Hôtel de Ville.

Aujourd'hui, nous en sommes à l'inauguration officielle, à la fête qui consacre son ouverture, mais c'est une ouverture plutôt virtuelle qu'ef-

2

fective, car ni les portes n'en sont assez larges
ni les appartements assez grands pour que tout
le monde puisse y trouver place en même temps.

Mais, quand les membres du Conseil municipal avec les fonctionnaires et les corps consti-
tués y pénètrent pour la première fois, tous
en cortège, c'est encore la Démocratie qui y
entre avec eux, car les uns sont ses mandataires
directs et ses élus, et les autres sont les servi-
teurs de l'Etat, c'est-à-dire de nous tous.

Et, revenant à l'ordre d'idées que nous expri-
mions au commencement de ce trop long dis-
cours, nous disons qu'un enseignement se dégage
de cette fête, que cette inauguration est une date
qui se lie bien à celle du Centenaire de la proclamation de la République, car cet Hôtel de Ville
fait assez bonne figure à côté des constructions
que nous a léguées le passé.

Comparé à ce qui reste de la primitive enceinte
de murailles vieille de neuf cents ans, à l'église
qui porte les traces de l'architecture de deux siè-
cles, aux bâtiments qui furent l'ancien hôpital, à
ceux qui s'appelèrent l'auditoire et les prisons du
bailliage, il atteste que les temps sont venus où
les libertés communales ont définitivement pris
le rang qui leur appartient.

L'histoire n'est pas écrite seulement dans les
livres, les édifices du passé sont aussi des docu-
ments où on peut la lire. Il suffit de les inter-
roger. C'est en vain qu'on chercherait dans nos

villages la trace et les vestiges des locaux qui,
sous l'ancien régime, au temps de la puissance
incontestée de la noblesse et du clergé, pou-
vaient servir de mairies ou de maisons d'école.
Le plus habile des archéologues ne pourrait les
découvrir, il verrait des caves profondes, des
granges immenses, des pressoirs et des fours,
tout ce qui rappelle la dîme et les banalités,
mais il n'y trouverait ni mairies ni maisons
d'école du vieux temps, car la mairie c'était la
cuisine du syndic et la salle de classe, une pièce
du logement du maître d'école.

Aussi, dans nos villages, les mairies et les
écoles sont-elles, presque partout, de construction récente. Les mairies principalement sont
des édifices bien modestes, mais du moins les
communes y sont chez elles et dans leurs
meubles.

A côté de ces humbles édifices, l'Hôtel de
Ville de Pacy est presque un monument. Et
quand sa valeur architecturale serait moindre,
quand son mérite comme œuvre d'art serait
discuté, il n'en resterait pas moins pour le
citoyen qui raisonne, un monument relatif;
car, si les besoins d'espace y sont plus grands,
c'est que les affaires qui s'y traitent sont plus
importantes; c'est qu'un plus grand nombre de
citoyens y prend part et s'y intéresse; c'est que
la vie municipale a pris une extension et une
intensité qu'on ne connaissait pas autrefois;

c'est que la Démocratie agissante, mise en mouvement par la Révolution, continue son évolution progressive, et que, sous la République, elle n'a plus à craindre d'arrêts de développement.

Un siècle s'est écoulé depuis que la République fut proclamée par les représentants du peuple réunis en Convention Nationale, tout un siècle de luttes incessantes pour la Liberté et pour la Patrie, de victoires et de défaites, à travers lesquelles l'idée s'est maintenue toujours haute, toujours brillante et généreuse.

Après d'autres désastres subis par la France, nous avons recueilli l'héritage non seulement pour n'en rien laisser perdre, mais encore pour le transmettre agrandi aux générations qui le prendront de nos mains.

Les portes de l'Hôtel de Ville de Pacy-sur-Eure sont ouvertes, et depuis trois jours le deuxième siècle de l'ère républicaine est ouvert aussi.

Que la République Française s'y poursuive, s'y développe et s'y reconstitue une et indivisible, puissante et libre.

Que le dévouement à la Patrie, à la grande, la France, et, à la petite, Pacy-sur-Eure, soit toujours la règle de conduite de ceux qui passeront tour à tour par son Hôtel de Ville et que dans nos fêtes ils répètent du fond du cœur : Vive Pacy, Vive la République.

CHRONOLOGIE

DES

ADMINISTRATIONS MUNICIPALES

DE PACY-SUR-EURE

Cette Chronologie comprend deux régimes :

A. — Avant 1790;
B. — Depuis 1790.

A. — *L'ancien régime se divise pour Pacy en deux périodes :*

1º Avant 1776, pas de registre des délibérations dans les archives communales;

2º De 1776 à 1790, c'est-à-dire à partir du premier registre des délibérations jusqu'à la fin de l'ancien régime.

B. — *Le nouveau régime se divise en cinq périodes :*

1º De 1790 à 1795, sous l'Assemblée Constituante, la Législative et la Convention; Conseil général de la Commune;

2° De 1795 à 1800, sous le Directoire; Administration cantonale;

3° De 1800 à 1830, sous le Consulat, l'Empire, la Première Restauration, les Cent-Jours, la Seconde Restauration; maires, adjoints et conseillers municipaux nommés par le Pouvoir;

4° De 1831 à 1848, sous la Monarchie; maires et adjoints nommés par le Pouvoir, conseillers municipaux élus au suffrage restreint;

5° Depuis 1848; conseillers municipaux élus au suffrage universel. Trois sous-périodes :

(A). — De 1848 à 1851; le maire et l'adjoint élus par le Conseil;

(B). — De 1852 à 1881; le maire et l'adjoint nommés par le Gouvernement;

(C). — Depuis 1881; le maire et l'adjoint élus par le Conseil.

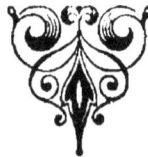

A. — Avant 1790. — Ancien Régime

1re PÉRIODE. — AVANT 1776 [1]

SYNDICS DES HABITANTS

1595. — Bougon Jacques, procureur.

1631. — Le Roy Pierre, procureur.

1663. — Belhomme Pierre, chirurgien.

1663. — Binet Pierre.

1667. — Labbé Nicolas, chirurgien.

1676. — Boyvin Mathieu, avocat.

1698. — Moullin Louis, sieur de la Sablonnière.

1704. — Poussin Jean, tourneur en bois.

1709. — Renoult Thomas, marchand.

1712. — Adam Firmin, fils, chirurgien.

1723. — Canu Jean, maréchal-ferrant.

1725. — Heudiard Jean, marchand.

1738. — Monnot Jacques, perruquier.

1749. — Lavertu Jean, meunier.

1750. — Hérouard Martin, épicier.

1768. — Le Normand Sébastien, maréchal.

1769. — Le Roux François, épicier.

1771. — Racoir Henry, aubergiste.

---

(1) Tous les renseignements sont incomplets.

ÉCHEVINS

1717. — Courel Jean, marchand.
1719. — Lemercier Jean, marchand.
1719. — Le Normand Sébastien, maréchal.
1732. — Hochon François 1er, notaire.
1734. — Monnot Jacques, perruquier.
1755. — Prier Aubert, receveur du domaine.

MAIRES

1696. — Le Prevost Pierre, sieur de Cocherel, maire de ville.
1699. — Fontègue (Louis de), maire perpétuel.
1707. — Prier Jean, maire alternatif de ville.

LIEUTENANTS

1703. — Chedeville Pierre, lieutenant de maire.
1704. — Moullin Louis, sieur de la Sablonnière, lieutenant de l'hôtel-de-ville.

PROCUREURS DE L'HOTEL-DE-VILLE

1694. — CHAPELAIN Nicolas 1er, procureur.
1704. — CHAPELAIN Nicolas 2me, procureur.
1717. — CHAPELAIN Nicolas 3me, procureur.
1737. — HOCHON François 1er, notaire.
1768. — HOCHON François 2me, notaire.

SECRÉTAIRES-GREFFIERS-GARDES DES ARCHIVES

1693. — MOULLIN Sébastien.
1742. — TRICHARD Guillaume.
1745. — BIHOREL Jean-Charles.

2e PÉRIODE. — DE 1776 à 1790

OFFICIERS DE L'HOTEL-DE-VILLE

Hochon François 2me, notaire, 1er échevin, maire.

Ducoudré Clément, épicier, 2me échevin, receveur-payeur.

Le Roux François, ancien syndic, conseiller.

Binet Jean, tailleur, conseiller.

Vallée Sébastien, serrurier, conseiller.

SYNDICS

1776. — Racoir Henry, aubergiste; démissionnaire en 1789.

1789. — Buisson Augustin, marchand de bois.

PROCUREURS FISCAUX

Thiessé Louis-Guillaume, jusqu'en 1788.

Le Roy Jean-François-Charles, avocat.

SECRÉTAIRES-GREFFIERS

Biborel Jean-Charles, jusqu'en 1786.

Richard Jean-Joseph-François.

COMITÉ PERMANENT DU 24 AOUT 1789

LAVERTU François, bailli, maître particulier des Eaux-et-Forêts. président

DE BEAUSSE J.-B.-Michel, commandant de la milice bourgeoise. membre

DE NÉTREVILLE (le chevalier Durant) commandant en second. membre

LE ROY J.-F.-Charles, procureur fiscal. membre

HOCHON François, 1er échevin maire, membre

DUCOUDRÉ Clément, 2me échevin. membre

POUSSIN Alexandre, de Boudeville. membre

LAMY Pierre, entrepreneur. membre

DONAT Bruno, avocat. suppléant

RICHARD J.-J.-François, greffier. secrétaire

B. — Depuis 1790. — Nouveau Régime

Tableau des Maires de Pacy

1790. — LAVERTU François, ancien bailli.

1790. — LE ROY J.-F.-Charles, ancien procureur fiscal.

1790. — ESCHARD Jacques-François, huissier.

1793. — MABIRE Jacob-François, ancien contrôleur des actes.

1793. — GODEFROY Jean-Michel, vigneron.

1794. — SOREL François, aubergiste (provisoire).

1794. — DEPRESLE Antoine-François, rentier.

1795. — GOUVERNEUR Gabriel, menuisier.

1795. ⎰ *Eschard* Jacques-François, *agent municipal.*

1796. ⎹ *Ducoudré* César-Auguste, épicier, *agent municipal.*

1797. ⎬ *Hébert* Nicolas, chapelier, *agent municipal.*

1799. ⎱ *Ducoudré* César-Auguste, épicier, *agent municipal.*

1800. — DUCOUDRÉ César-Auguste, maire.

1808. — LAVERTU François.

1812. — RACOIR Jean-Baptiste Clément, maître de poste.

1815. — SAINT-ALBIN (le comte Hortensius de).

1827. — BOULAND Jean-François.

1830. — DUCOUDRÉ Clément, ancien notaire.

1830. — DUCOUDRÉ Auguste, notaire.

1834. — DAMIENS Frédéric-Prosper (provisoire).

1835. — DUCOUDRÉ Auguste.

1836. — LE MERCIER Pierre-Aimable, huissier.

1840. — BOULAND Jean-François.

1845. — DELESTRE Alexandre-Joseph, rentier.

1846. — PINAT Emery, entrepreneur de travaux publics (maire provisoire).

1848. — *Defontenay Jean-Paul, président de
la Commission administrative.*

1848. — BUISSON Martin Augustin, maire.

1851. — *Delestre, président de la Commission
administrative.*

1852. — DELESTRE, maire.

1853. — BESNARD Clair-Éléonor, ancien notaire.

1870. — LEPOUZÉ - FRÉMONT Pierre - Léonor,
maire, puis président de la Commission administrative.

1871. — DUCOUDRÉ Jules-Clément, maire.

1873. — BLANCHARD Marie-Hilaire, notaire.

1878. — GODEFROY Pierre-Eugène, capitaine
retraité.

1883. — ISAMBARD Louis-Édouard, docteur en
médecine.

PROCUREURS DE LA COMMUNE

1790. — Le Roy J.-F.-Charles, ancien procureur fiscal.

1790. — Eschard Jacques-François, huissier.

1790. — Mercier Pierre, tonnelier.

1794. — Laquerrière Jean, agent national.

1795. — Boffrand Bonaventure, procureur de la commune.

OFFICIERS PUBLICS

1792. — Damour Henry.

1794. — Heudiard Pierre-Nicolas, boucher.

1795. — Claveau Ours-René, perruquier.

1795. — Lhomer Charles, marchand.

ADJOINTS MUNICIPAUX

1795. — Dulong Charles-Jacques, agent forestier.

1797. — Demay Louis, jardinier, adjoint temporaire.

1797. — Hébert Nicolas, chapelier.

1797. — Racoir Noël, aubergiste.

ADJOINTS AU MAIRE

1800. — Racoir Noël.

1812. — Cissey Nicolas.

1813. — Dulong, Jacques-François.

1814. — Ducoudré Clément, notaire.

1814. — Bouland Jean-François.

1815. — Langlois J.-B., légionnaire.

1815. — Bouland Jean-François.

1827. — Colombe Jacques-François, notaire.

1830. — Delestre, démissionnaire.

1831. — Lemoine Jean-Charles, huissier.

1834. — Dutacq Jean-Michel (provisoire).

1835. — Damiens Frédéric-Prosper, meunier.

1842. — Delestre, maire en 1845, sans adjoint.

1848. — Leclère Augustin, rentier.

1850. — Asselineau, artiste dessinateur.

1852. — Girard J.-B.-Ambroise.

1860. — Lemoine Ferdinand.

1870. -- Isambard Louis.

1871. — Lemoine Ferdinand.

1873. — Leconte-Colombe.

1878. — Lepouzé-Frémont.

1883. — Lepouzé Félix.

1888. — Bonnel Louis-Abraham.

ASSEMBLÉES MUNICIPALES

1re PÉRIODE. — DE 1790 A 1795
CONSEIL GÉNÉRAL DE LA COMMUNE

Corps Municipal élu les 19 et 20 Février 1790

Maire.	LAVERTU François, démissionnaire le 12 août 1790.
Procureur de la commune.	LE ROY J.-F. Charles, élu maire le 12 août 1790; remplacé comme procureur de la commune par ESCHARD J.-F.
Officiers municipaux	MERCIER Pierre, tonnelier.
	HEUDIARD Pierre-Nicolas, boucher.
	LÉCUYER François, vigneron.
	LEGENDRE Louis-Charles, vigneron.
	TRELAIN Louis, voiturier.
Notables.	TRAISLIN Barnabé, maréchal.
	BAUDU Jean-Charles, vigneron.
	LANGLOIS Charles, charpentier.
	DAMOUR Jean, garde.
	DEMAY Louis, fils, jardinier.
	LEDRU Michel, sellier.
	DREUX Denis, vigneron.
	CLAVEAU Ours-René, perruquier.
	DESMONT Félix, marchand de bois.
	ESCHARD Jacques, père, ancien huissier.

RENOUVELLEMENT PARTIEL
du 14 Novembre 1790

Maire.	ESCHARD Jacques--François, huissier.
Procureur de la commune.	MERCIER Pierre, tonnelier.
Officiers municipaux.	TRELAIN Louis, voiturier.
	HEUDIARD P.-Nicolas, boucher.
	DESMONT Félix, marchand de bois.
	DEMAY Louis, jardinier.
	TRAISLIN Barnabé, maréchal.
Notables.	BAUDU Jean-Charles, vigneron.
	LANGLOIS Charles, charpentier.
	ROUSSEL Louis, perruquier.
	DAMOUR Jean, garde.
	LEMETTAIS Jean père, tailleur.
	LEDRU Michel, sellier.
	DUCOUDRÉ Clément, ancien échevin.
	BERCHER P.-L. François, curé de Pacy.
	DREUX Denis, vigneron.
	HOCHON Augustin, ancien procureur.
	RENOULT Modeste, chapelier.
	HUE Christophe, pâtissier.

CORPS MUNICIPAUX ANNEXÉS
A PARTIR DU 4 MAI 1791
au Conseil Général de la Commune de Pacy

Pour Pacel

Maire.	Leroy Jean-Charles.
Procureur de la commune.	Viret Jacques, fils.
Officiers municipaux.	Cebron Pierre-Charles
	Billiard Charles.
	Crierre François.
Notables.	Harel Jacques.
	Hulin Pierre, père.
	Leclère Augustin, père.
	Marche Augustin.
	Michot Jean-Charles.

Pour Saint-Aquilin-de-Pacy

Maire.	Poussin Alexandre.
Procureur de la commune.	Boffrand Bonaventure.
Officiers municipaux.	Lefebvre Michel.
	Ledoux Charles.
	Sorel Louis.
Notables.	Poussin J.-B.
	Poussin Claude.
	Gervais Louis-François.
	Defontenay Paul.
	X......

RENOUVELLEMENT TOTAL
du 13 Novembre 1791

Maire.	ESCHARD J.-F., huissier.
Procureur de la commune.	MERCIER Pierre, tonnelier.
Officiers municipaux.	LEFEBVRE Michel, épicier.
	CEBRON, ancien greffier de la maîtrise.
	HOCHON Augustin, ancien procureur, notaire.
	HEUDIARD Nicolas, boucher.
	POUSSIN Alexandre, aubergiste.
Notables.	VIRET Jacques, fils, tisserand.
	LANGLOIS Charles, charpentier.
	RENOULT Modeste, chapelier.
	GODEFROY Jean-Michel, vigneron.
	TRELAIN Louis, voiturier.
	DUCOUDRÉ César-Auguste, épicier.
	RABILLY Jean, facteur de vente.
	POUSSIN Claude, aubergiste.
	CRIERRE François, régisseur.
	RACOIR J.-B.-Clément, maître de poste.
	LEMETTAIS Jean, père, tailleur.
	DAMOUR Jean, garde.

RENOUVELLEMENT TOTAL
du 2 Décembre 1792

Maire.	ESCHARD J.-F., huissier.
Procureur de la commune.	MERCIER Pierre, tonnelier.
Officiers municipaux.	CEBRON Pierre-Charles.
	HOCHON Augustin.
	LEFEBVRE Michel.
	RABILLY Jean.
	DEMAY Louis, fils.
Notables.	DAMOUR Jean.
	POUSSIN Claude.
	LANGLOIS Charles.
	RICHARD J.-J.-François, juge de paix.
	DAMOUR Henry.
	VIRET Jacques, fils.
	CARPENTIER Ch.-Simon, directeur de la poste.
	GONDET Louis, tourneur.
	RACOIR J.-B.-Clément.
	HÉBERT Nicolas, chapelier.
	LACAILLE, Thomas.
	TRELAIN Louis.

RENOUVELLEMENT PARTIEL
du 23 Juin 1793

pour remplacer Eschard *et* Richard, *déchus,*
A. Hochon *et* Carpentier, *démissionnaires*

Maire.	Mabire Jacob-François, ancien contrôleur des actes, cultivateur.
Procureur de la commune.	Mercier P., sous le nom d'agent national à la fin.
Officiers municipaux.	Cebron.
	Lefebvre Michel.
	Rabilly Jean.
	Demay L., fils.
	Damour Jean.
Notables.	Poussin Claude.
	Langlois Charles.
	Viret Jacques, fils.
	Gondet Louis.
	Racoir J.-B.-Clément.
	Hébert Nicolas.
	Lacaille Thomas.
	Trelain Louis.
	Prier Michel, marchand.
	Traislin Barnabé.
	Salle Emmanuel, basestamier.

CONSEIL GÉNÉRAL DE LA COMMUNE
NOMMÉ LE 5 NIVÔSE AN II

Maire.   GODEFROY J.-Michel, vigneron, remplacé provisoirement par SOREL François et celui-ci par DEPRESLE.

Agent national.   LAQUERRIÈRE, boulanger.

Officiers municipaux.   DUHAMEL Michel, père, boulanger, remplacé par SOREL François.

LAMY Pierre, ancien entrepreneur.

HEUDIARD P.-Nicolas, boucher.

GONDET Louis, tourneur.

GERVAIS Louis-François, cultivateur.

Notables.   CRETOT Tiburce, remplacé par HÉBERT Nicolas.

LEMETTAIS fils, cordonnier.

COMMEDÉ, tailleur.

VALLÉE Sébastien, père, ancien serrurier, remplacé par GOUVERNEUR Gabriel.

HULIN Charles, cardeur.

POISSON François, cabaretier, remplacé par GAMBARD.

DELAUNAY J.-Joseph, tailleur.

Poussin J.-B., aubergiste.
Renoult Guy, tourneur.
Grain Noël.
Ducellier Philippe, remplacé
  par Huvey François.
Leroy Pierre-Antoine, fils.

DERNIER CONSEIL GÉNÉRAL DE LA COMMUNE

NOMMÉ LE 4 GERMINAL AN IV

Maire.	GOUVERNEUR Gabriel, menuisier.
Procureur de la commune.	BOFFRAND Bonaventure, arpenteur.
Officiers municipaux.	LEROY J.-Charles, vigneron.
	RACOIR Noël, aubergiste.
	DELAUNAY, tailleur.
	LHOMER Charles, épicier.
	DECOUDRÉ César-Auguste, épicier.
Notables.	LEFEBVRE Michel, épicier.
	PRIER Michel, drapier.
	GERVAIS Nicolas.
	DESFOSSES, perruquier.
	SAULNIER, aubergiste.
	LAVERTU François, ancien maire.
	MERCIER Roger, huissier.
	SOREL Louis, drapier.
	LE ROUX François, épicier.
	COMMEDÉ, tailleur.
	HERVIEUX, menuisier.
	CLAVEAU O.-R., perruquier.

2ᵉ PÉRIODE. — DE 1795 A 1800

Sous le Directoire : Constitution de l'an IV

Administration Cantonale

PRÉSIDENTS DE L'ADMINISTRATION

1795. — GUEYDAN, médecin, élu le 15 brumaire, an IV.

1797. — LEDOUX, de Saint-Aquilin, nommé le 25 messidor, an V.

1797. — SALLE Emmanuel, élu le 13 frimaire, an VI.

1798. — LEDOUX, de Saint-Aquilin, élu le 3 floréal, an VI.

Agents Municipaux et Adjoints Municipaux de Pacy

AGENTS MUNICIPAUX

1795. — ESCHARD J.-F., huissier, élu le 15 brumaire an IV.

1796. — DUCOUDRÉ César, épicier, élu le 15 thermidor an IV.

1797. — HÉBERT Nicolas, chapelier, élu le 13 frimaire an VI.

1799. — DUCOUDRÉ César-A., élu le 10 germinal an VII.

ADJOINTS MUNICIPAUX

1795. — DULONG, élu le 15 brumaire an IV.

1797. — DEMAY Louis, jardinier.

1797. — HÉBERT Nicolas, chapelier, élu le 29 brumaire an VI.

1797. — RACOIR Noël, élu le 13 frimaire an VI.

3e PÉRIODE. — DE 1800 A 1830

Un Maire, un Adjoint, dix Conseillers Municipaux nommés par le Gouvernement

Voir pour les Maires et Adjoints au maire les tableaux spéciaux

PREMIER CONSEIL MUNICIPAL. — AN VIII
Consulat et Empire

HOCHON François. — DULONG, an XII.

LANGLOIS Charles. — BUISSON A., an XII. — BIHOREL, notaire, 1810.

LHOMER.

LEROY Jean-Charles. — TRELAIN L., an XII. — BAUDU Jean, 1813.

GAILLARD Nicolas. — VIRET Jacques, 1806. — FREND Louis, 1813.

HÉBERT Nicolas. — RABILLY, an XIII.

CARPENTIER Simon. — DUCOUDRÉ Clément, notaire, 1810.

MERCIER Jacques-René. — HÉBERT Nicolas, 1813.

BAUDU Jean-Charles.

ROUSSEL Louis. — CLAVEAU, 1807.

Les Cent Jours

Élection d'un Maire et d'un Adjoint le 12 mai 1815

Maire élu : RACOIR J.-B.-Clément, maire en fonctions.

Adjoint élu : LANGLOIS J.-B., légionnaire.

Restauration

BAUDU Jean-Charles. — FOULON Ch.-Michel-Baptiste; décembre 1830.

CLAVEAU, perruquier. — DUFAY Michel-Césaire; 1822. — ROCHÉ Charles-Aubin; avril 1830.

BIHOREL, notaire. — GASSELIN ; 1827.

FREND. — LALLIET; 1829.

DEMAY. — MERCIER Charles; décembre 1830.

GONARD, père, chirurgien. — VALLÉE Théodore; 1827. — GUÉRIN, pharmacien ; 1829.

VALLÉE Paul-René. — VALLÉE Jean-Baptiste ; décembre 1830.

PIXAT Jean. — GOUVERNEUR; avril 1830.

DAMIENS Frédéric. — LOUBERT L.-Ch.; 1822.

EGASSE Alphonse. — LETELLIER Pierre-Henry-Espérance; décembre 1830.

4° PÉRIODE. — DE 1831 A 1848

Maires et Adjoints nommés par le Gouvernement. Conseil Municipal de 12 membres élus au suffrage restreint et renouvelés tous les 3 ans par moitié.

Conseil élu les 9 et 10 octobre 1831

VALLÉE Blaise-Théodore.

FOULON Charles-Michel-Baptiste.

DUCOUDRÉ Auguste, maire.

DUFAY Michel-Césaire.

GASSELIN Pierre-Victor.

DEFONTENAY Jean-Paul.

LEMOINE Jean-Charles, adjoint.

VALLÉE Claude-J.-B.

MORAND Jean-Jacques.

CARPENTIER Jean-Charles-Auguste.

PINAT Emery.

LALLIET Jean-Baptiste.

Élection du 14 Décembre 1834

DUCOUDRÉ Auguste.

LEMOINE Louis-Antoine.

VALLÉE Blaise-Théodore.

GODEFROY Charles-Michel, démissionnaire; DEFONTENAY, 1836.

DEFONTENAY Jean-Paul, démissionnaire; MORAND Jacques, 1836, démissionnaire.

GAMBARD Nicolas.
HILLEMAND Jacques-Constant.
MERCIER Charles.
DAMIENS Frédéric-Prosper, adjoint.
CARPENTIER J.-Ch.-Aug.
BUISSON Jean-Martin, démis; LE MERCIER, 1836.
VALLÉE Claude-J.-B.

Après le renouvellement partiel du 21 mai 1837

DUCOUDRÉ Auguste, démis. — GASSELIN, 1889.
DEFONTENAY.
GAMBARD.
HILLEMAND, démis. — DELESTRE, 1839.
MERCIER Charles.
CARPENTIER, démis. — VALLÉE B.-Th., 1839.
LE MERCIER, maire.
PINAT Émery.
DUFAY M. C.
PAITARD Alex.
LALLIET.
LOUBERT L.-Ch., décédé.

Après le renouvellement du 24 mai 1840

LE MERCIER.
PINAT Émery.
DUFAY M. C.
PAITARD Alex.
LALLIET

DUTACQ J. Michel.
DEFONTENAY.
GASSELIN.
VALLÉE Th.
MORAND J.-J.
DELESTRE, adjoint.
BOULAND Jean-François, maire.

Après le renouvellement du 4 juin 1843

DEFONTENAY.
GASSELIN.
VALLÉE Théodore.
MORAND.
DELESTRE, adjoint; puis maire, 1845.
BOULAND, maire.
PINAT Émery.
DUFAY, M. C.
PAITARD Alexandre, démissionnaire.
LE MERCIER.
LALLIET J.-B., décédé.
LETELLIER Pierre-Henry-Espérance.

Après le renouvellement des 9 et 10 août 1846

PINAT Émery, maire provisoire.
DUFAY, M. C.
LE MERCIER.
LETELLIER.
ROGER, maître de poste.

LEMOINE Louis-Antoine.
VALLÉE Théodore, non acceptant.
DEFONTENAY.
BUISSON Martin-Augustin.
BESNARD Clair-Éléonor.
DUCOUDRÉ Jules.
GOUVERNEUR Gabriel fils.

Commission municipale du 8 mars 1848

DEFONTENAY, président.
BESNARD, membre.
DUCOUDRÉ, Jules-Clément, membre.

5ᵉ PÉRIODE. — DEPUIS 1848
Suffrage Universel

Élections générales de 1848

Ducoudré Jules.

Pinat Émery.

Vallée Théodore.

Gouverneur Gabriel.

Besnard.

Letellier, démissionnaire.

Guérin, démissionnaire.

Buisson Martin-Augustin, maire.

Defontenay.

Gambard.

Leclère Augustin, père; adjoint et démissionnaire.

Asselineau, dessinateur, adjoint.

Isambard Louis.

Gasselin.

Leclerc Louis, menuisier.

Lepouzé Charles, marchand de cuirs, démissionnaire.

Après l'élection complémentaire de 4 membres le 26 mai 1850

Ducoudré Jules, démissionnaire.

Pinat Émery, démissionnaire.

Vallée Théodore, démissionnaire.

GOUVERNEUR, démissionnaire.
BESNARD, démissionnaire.
GAMBARD, démissionnaire.
BUISSON, maire.
DEFONTENAY, démissionnaire.
ASSELINEAU, adjoint.
ISAMBARD Louis.
GASSELIN, démissionnaire.
LECLERC Louis.
LEPOUZÉ Charles, réélu.
JACOUT Antoine-Joseph, arquebusier, élu et
    démissionnaire.
MULOT François-Charles.
MESSIER André-Victor.

Élection du 16 mars 1851

DUCOUDRÉ Jules
PINAT Émery
BESNARD
GOUVERNEUR
VALLÉE Th.
GASSELIN
GAMBARD
DEFONTENAY
JACOUT

réélus et non acceptants

Après l'élection complémentaire du 11 mai 1851

Buisson, maire.
Asselineau, adjoint.
Isambard Louis.
Leclerc Louis.
Lepouzé Charles.
Mulot, boulanger.
Messier, menuisier.
Godefroy Louis-Sulpice.
Demay Louis-Nicolas-Vincent.
Eschard Pierre.
Cuirot François-Prosper.
Baudu J.-Éléonor.
Guérin, pharmacien.
Pilain L.-Ch.-Laurent.
Isambard J.-B.-Adolphe.
Viret Charles-Zacharie.

Commission administrative de décembre 1851

Delestre, président.
Letellier, négociant en vins.
Vallée Théodore.
Roger, maître de poste.
Halay, notaire.

2e SOUS-PÉRIODE

Élections d'août 1852

PINAT Émery,
DUCOUDRÉ Jules.
GOUVERNEUR.
DELESTRE, maire, 1852.
POREL Jules-Léonce, huissier.
BESNARD, maire, 1853.
ROGER Nicolas.
LETELLIER, démissionnaire.
VALLÉE Théodore, démissionnaire.
LANGLOIS, notaire.
HALAY, notaire, démissionnaire.
GAMBARD.
DUFAY, M. C., démissionnaire.
GIRARD Ambroise, adjoint.
ESCHARD Pierre, démissionnaire.
HUVEY Jacques, fils.

Élections générales du 25 juillet 1355

PINAT Émery.
BESNARD, maire.
ROGER Nicolas.
GOUVERNEUR Gabriel.
GIRARD Ambroise, adjoint.
DUCOUDRÉ Jules.
POREL Jules-Léonce.

GAMBARD Nicolas.
DELESTRE Alexandre-Joseph, rentier.
BUISSON Martin-Augustin.
CROSNIER Charles-Louis.
FOUQUET   François-Frédéric-Adolphe.
PETIT Victor, père.
LECLÈRE Augustin, père.
VÉRON Ignace.
CHAUVET François, non acceptant.

décédés.

Élection de 5 membres le 7 mars 1858

GIRARD Frédéric.
CUIROT F.-Alexis.
COLLIER J.-J.
LECLERC Louis.
HUVEY Ch.-Révérend.

Élection générale du 19 août 1860

LEMOINE Louis-Ferdinand.
LECLERC Louis, décédé.
GIRARD Frédéric.
DUCOUDRÉ Jules.
PINAT Léon.
GOUVERNEUR.
POREL.
CROSNIER, décédé.
ROGER Nicolas, décédé.
LECLÈRE Augustin, fils.

CUIROT, Alexis.
COLLIER, notaire, démissionnaire.
BESNARD, maire.
POULAILLER, Auguste, non acceptant.
GIRARD, Ambroise, adjoint.
BUISSON, M.-Augustin.

Élection complémentaire de 5 membres en 1865

GOGIBUS, Georges-Toussaint.
ISAMBARD, Louis.
FOUQUET, François-Porphyre.
PAITARD, Alexandre, fils.
DESGROUX, Louis.

Élection du 25 juillet 1865

LEMOINE Ferdinand, adjoint.
DUCOUDRÉ Jules.
POREL.
PAITARD Alexandre, fils.
ISAMBARD Louis.
BESNARD, maire.
GOGIBUS.
FOUQUET Porphyre.
LECLÈRE Augustin.
PINAT Léon.
ROGER Arsène.
LANGLOIS Auguste.
BUISSON M.-Augustin

BLANCHARD, notaire.
LEPOUZÉ-FRÉMONT.
GIRARD Frédéric.

Élections générales du 7 août 1870

LEMOINE Ferdinand, adjoint.
DUCOUDRÉ Jules.
BLANCHARD, notaire.
DUFAY Étienne-Césaire.
ISAMBARD Louis, adjoint, (septembre 1870).
LANGLOIS Auguste.
BESNARD, maire.
LEPOUZÉ-FRÉMONT, maire (septembre 1870).
BUISSON, M.-Augustin.
PAITARD Alexandre.
LECONTE-COLOMBE.
PINAT Léon.
LEPOUZÉ Félix.
LANGLOIS Théophile.
FRANÇOIS Nicolas.
LOISEL Xavier.

Commission administrative de septembre 1870

LEPOUZÉ-FRÉMONT, Président.
ISAMBARD Louis.
LOISEL Xavier.

Élections générales du 30 avril 1871

Lepouzé-Fremont.

Dufay.

Langlois Auguste, démissionnaire.

Isambard Louis.

Lemoine Ferdinand, adjoint.

Decoudré Jules.

Leconte-Colombe.

Loisel Xavier.

Blanchard, notaire.

Lepouzé Félix.

Pinat Léon.

Girard Frédéric.

Renard, notaire.

François, démissionnaire.

Buisson M.-Augustin.

Besnard.

Élection complémentaire du 16 juin 1872

Langlois Théophile.

Cuirot Prosper.

Élections générales du 22 novembre 1874

Lemoine Ferdinand.

Isambard Louis.

Lepouzé-Frémont.

Langlois Théophile.

Loizon Constantin.

Lepouzé Félix.
Loisel Xavier.
Leconte-Colombe, adjoint (187 .).
Dufay Et.-Césaire.
Blanchard, notaire, maire.
Baziret François-Sulpice.
Boëte, huissier.
Cuirot Prosper.
Thomas Eugène.
Adam Marcel, corroyeur.
Petit Victor, non acceptant.

Élections générales du 6 janvier 1878

Langlois Théophile.
Lepouzé-Frémont, adjoint.
Lepouzé Félix.
Doucerain Guillaume-Théodore.
Isambard Auguste.
Isambard L.-Édouard.
Loizon Constantin.
Godefroy P.-Eugène, maire.
Leclère A., non acceptant.
Boëte, huissier.
Petit Victor.
Loisel Xavier.
Adam Marcel.
Lohy Théophile.
Ferray, teinturier.
Marche Gédéon.

3e SOUS-PÉRIODE

Élections du 9 janvier 1881

GODEFROY P.-Eugène, maire. jusqu'en 1882.
LEPOUZÉ Félix, adjoint, 1883,
ISAMBARD Edouard, maire, 1883.
ISAMBARD Auguste.
LEPOUZÉ-FRÉMONT, adjoint jusqu'en 1882.
LOHY Théophile, non acceptant.
PETIT Victor.
BOÈTE, huissier, décédé.
ADAM Marcel.
FERRAY, teinturier.
LOISEL Xavier.
DELARUE Louis.
LOIZON Constantin.
ROLLAND Stanislas.
MARCHE Gédéon.
ADAM Eugène.

Élections complémentaires du 16 avril 1882

OLIVIER Louis, huissier.
BAUDRY Narcisse.

Élections du 4 mai 1884

ISAMBARD Auguste.

ISAMBARD Édouard, maire.

GODEFROY P.-Eugène.

OLIVIER, huissier.

LEPOUZÉ Félix, adjoint.

LEPOUZÉ-FREMONT.

DELARUE Louis.

MARCHE Gédéon.

PETIT Victor.

LOIZON.

ROLLAND Stanislas.

ADAM Marcel.

CHEDEVILLE Pierre.

HEUYER François J.-B.

FERRAY, teinturier.

DUVAL Eugène-Denis.

Élections des 6 et 13 mai 1888

OLIVIER, huissier.

ISAMBARD Auguste.

ISAMBARD Édouard, maire.

ALETH Alfred.

GODEFROY P.-Eugène.

DELARUE Louis.

PETIT Victor.

CHEDEVILLE Pierre.

LEPOUZÉ Félix.

LECONTE Aimé, fils.
MARCHE Gédéon.
BONNEL Louis-Abraham, adjoint.
ROLLAND Stanislas.
FERRAY, teinturier.
LAMBOIS, mécanicien.
PINAT Léon.

Élections du 1er mai 1892

ALETH Alfred.
ISAMBARD Auguste.
LECONTE Aimé, fils, démissionnaire.
PINAT Léon.
PETIT Victor.
ISAMBARD Édouard, maire.
BONNEL Louis-Abraham, adjoint.
CHEDEVILLE Pierre.
DELARUE Louis.
LEPOUZÉ Félix.
MARCHE Gédéon.
GODEFROY P.-Eugène, décédé.
LAMBOIS, mécanicien.
FERRAY, teinturier.
GIRARD Amand.
LEPOUZÉ L.-Édouard.

SECRÉTAIRES-GREFFIERS DEPUIS 1790

1790. — Richard J.-J.-François.
1790. — Lemoine Jean-Charles.
1793. — Cissey Nicolas.
1794. — Herouard Michel.
1795. — Lemoine Jean-Charles.
1796. — Cissey Nicolas, adjoint.
1812................
1814. — Poisson Jean-François.
1819. — Paitard Alexandre-Toussaint.
1835. — Gilbert Pierre-Ch.-Valentin.
1851. — Billiard Jean-Charles.
1852. — Loisse Victor-Achille.
1852. — Languerrant Etienne-François.
1852. — Lozier Jean-Charles, provis. défin.
      en 1855.
1877. — Peltier Onésime.

AUTORITES JUDICIAIRES

JUGES DE PAIX

1790-1793. — Richard J.-J.-F.

1794. — Greslebin.

1795-1804. — Richard.

1804-1812. — Lefebvre Michel.

1813-1816. — Dulong, père.

1816-1823. — Gosselin.

1823-1830. — Delerablée.

1830-1832. — Ducoudré, Clément.

1833. — Ledésert Pierre-Justin.

1835. — Fouquet François--Frédéric-
Adolphe.

1848. — Mellier Jean-Baptiste.

1849-1864. — Fouquet.

1865. — Rocque.

1884. — Robert, Émile.

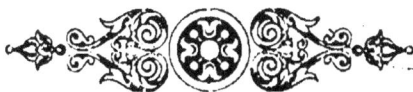

PACY-SUR-EURE, IMPRIMERIE EMILE GRATEAU

www.ingramcontent.com/pod-product-compliance
Lightning Source LLC
Chambersburg PA
CBHW030931220326
41521CB00039B/2139